Otros Libros de
Carmen & Rosemary Martínez Jover

www.carmenmartinezjover.com

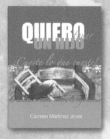

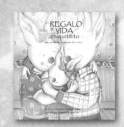

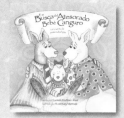

Quiero tener un Hijo
¡Cueste lo que cueste!

Un Regalo de Vida
Chiquitito,
un cuento de donación de
óvulous*

En Busca del Atesorado
Bebé Canguro,
un cuento de
paternidad gay*

*Dispondible en:
English, Español, Français, Italiano,
Português, Svenska, Türkiye, Česky, Русский & עברית

Un agradecimiento especial
a Diana Guerra quien sugirió el tema
para este cuento y a la que siempre le
estaré agradecida por su apoyo y amistad,
y a nuestras hijas Anna y Nicole quienes nos
pusieron en este mismo camino.

Carmen Martínez Jover

Para las estrellas de mi vida.

Rosemary Martínez

Recetas para Hacer Bebés

Escrito por:
Carmen Martínez Jover

Ilustrado por:
Rosemary Martínez

Los niños y los pasteles se hacen de formas muy similares

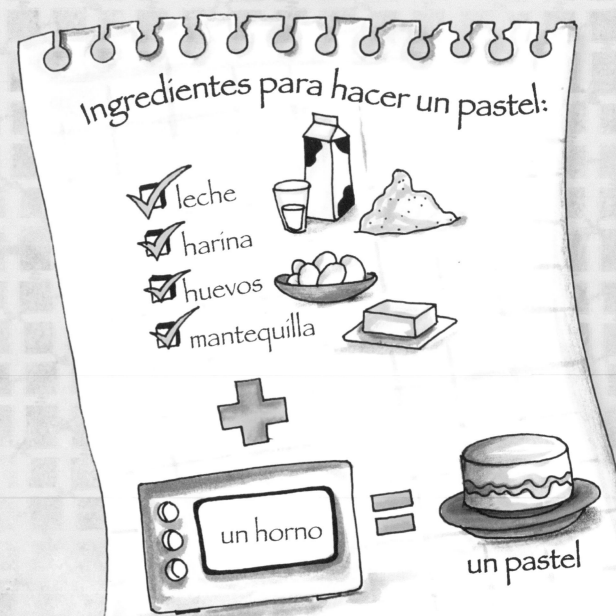

Ingredientes para hacer un pastel:

- ✓ leche
- ✓ harina
- ✓ huevos
- ✓ mantequilla

+

un horno **=** un pastel

Ingredientes para hacer un bebé:

un esperma ✓

un óvulo ✓

un vientre

+

=

un bebé

¿De dónde vienen los ingredientes para hacer un pastel?

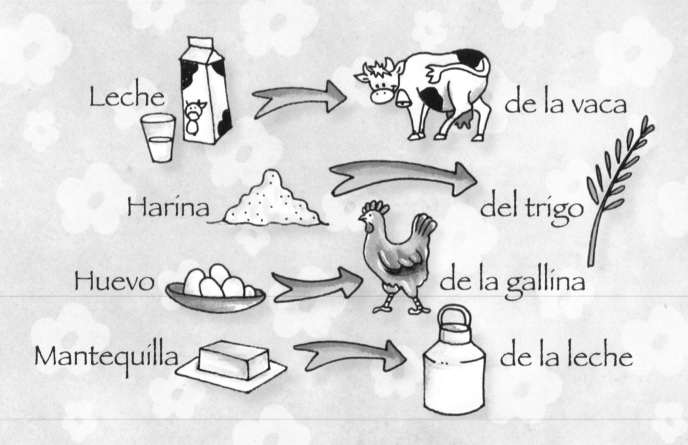

Leche → de la vaca

Harina → del trigo

Huevo → de la gallina

Mantequilla → de la leche

Instrucciones:

Mezclar todos los ingredientes y ponerlos en el horno.

Pregunta:

¿Dónde crece el pastel?

Respuesta:
En el horno y tarda alrededor de 30 minutos en crecer.

¿De dónde vienen los ingredientes para hacer un bebé?

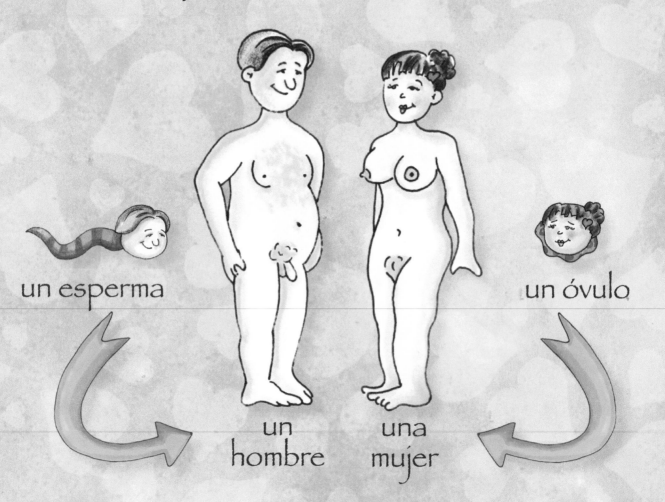

un esperma

un óvulo

un hombre

una mujer

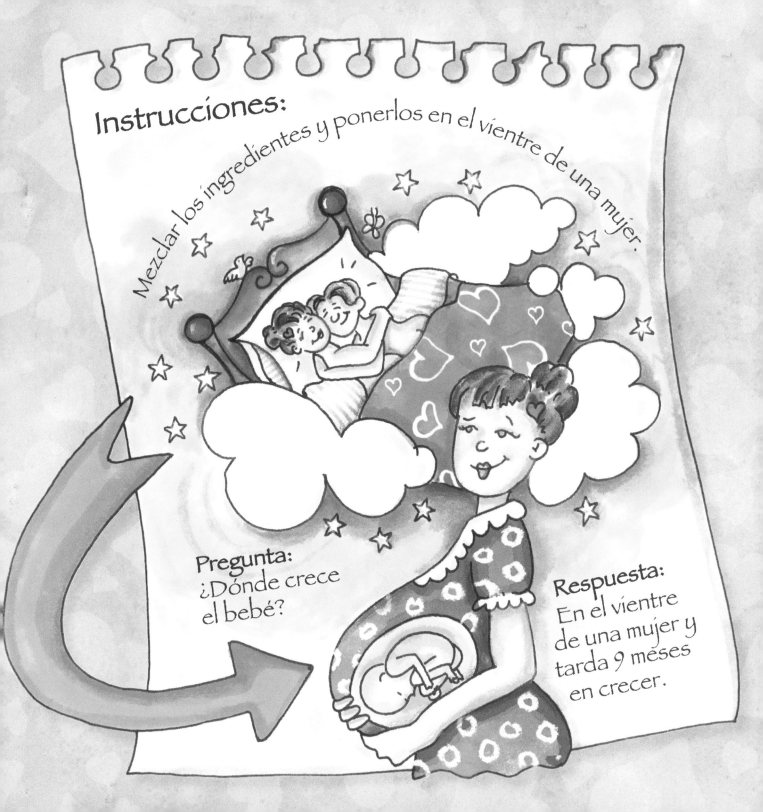

Instrucciones:
Mezclar los ingredientes y ponerlos en el vientre de una mujer.

Pregunta:
¿Dónde crece el bebé?

Respuesta:
En el vientre de una mujer y tarda 9 meses en crecer.

Así es como se forma un bebé:

Dentro del **vientre** de una mujer, un **óvulo** y un **esperma** se funden y se convierten en **una célula**, cuando esto sucede decimos que se han **fertilizado**.

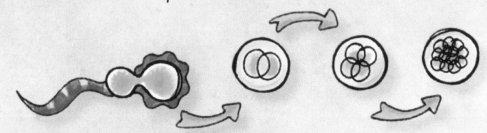

Entonces la célula empieza a crecer y a dividirse para formar lo que es el comienzo de un bebé llamado **embrión**, cuando crece más se llama **feto** y cuando nace se llama **bebé**.

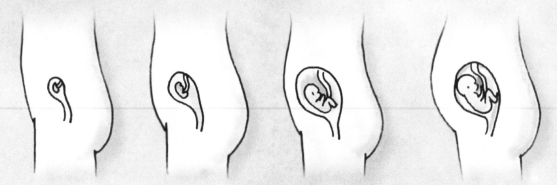

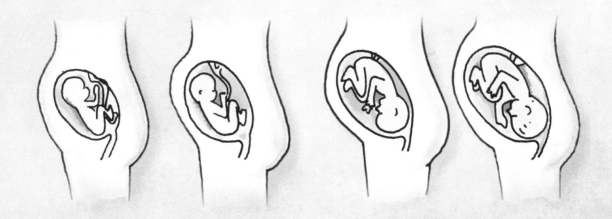

La mujer está **embarazada** desde el momento de la fertilización hasta el nacimiento. Durante este tiempo el feto crece y crece en el vientre por **9 meses**.

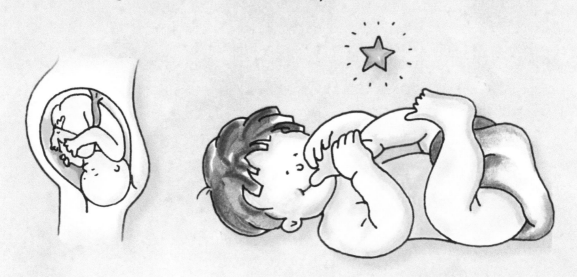

Cuando falta un ingrediente

A veces, las parejas tienen mucha
ilusión de tener un bebé, pero
la "receta clásica" no funciona
porque les falta un ingrediente,
así que se ponen muy tristes
porque realmente quieren llegar a
ser papá y mamá.

Vamos a ver las diferentes recetas
de cómo se pueden hacer bebés.

Vamos a repasar lo que
necesitamos para cada receta:

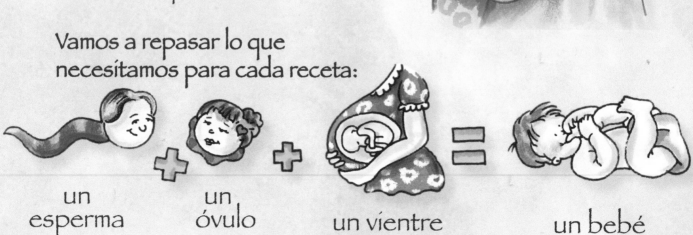

un
esperma   +   un
óvulo   +   un vientre   =   un bebé

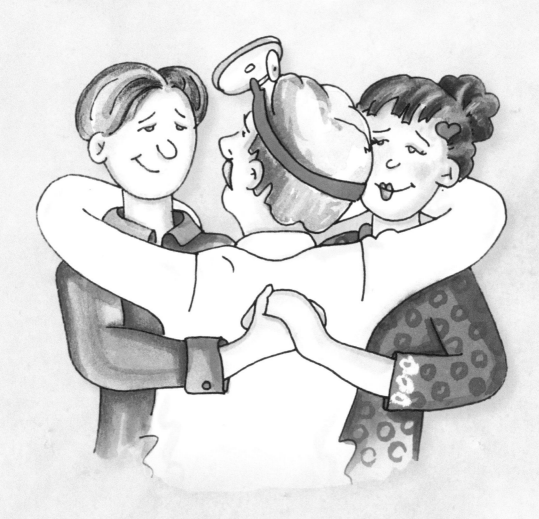

A veces papá y mamá no tienen estos ingredientes básicos y necesitan que un médico los ayude para tener su bebé.

Receta Clásica

En esta receta, también conocida como **"concepción natural"**, el esperma de papá y el óvulo de mamá fecundan naturalmente en el vientre de mamá.

"Natural o naturalmente" significa que sucede sin la ayuda de un médico.

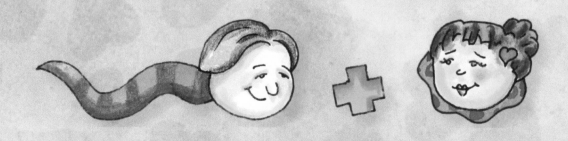

un esperma   un óvulo

Una vez que el óvulo es fecundado por el esperma,
empiezan a reproducirse formando un embrión, después
un feto y continúa creciendo y creciendo en el vientre
de mamá, hasta que 9 meses después nace el bebé.

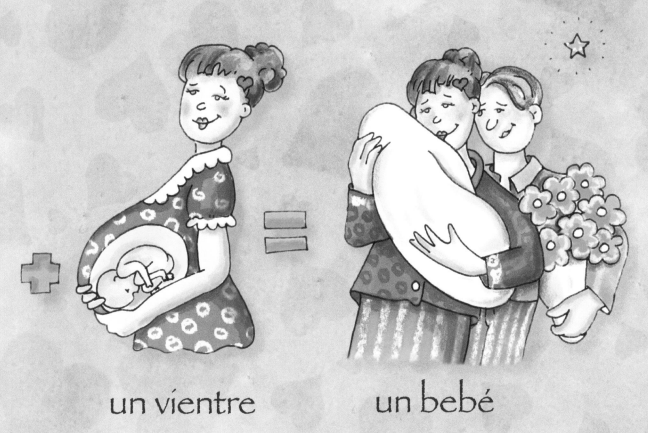

un vientre   un bebé

Receta In Vitro

A veces el óvulo y el esperma tienen problemas para fecundarse solos, así que el médico los junta poniéndolos en un tubo de ensayo y los cuida hasta que logren fertilizarse y convertirse en un embrión.

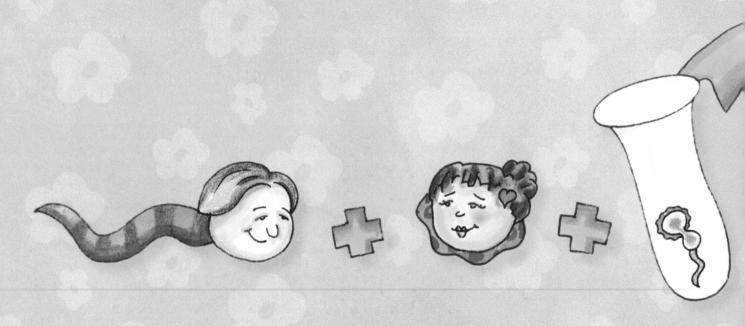

un esperma   un óvulo

Cuando el embrión empieza a crecer el doctor lo pone en el vientre de mamá, donde contínúa creciendo hasta que 9 meses después nace el bebé.

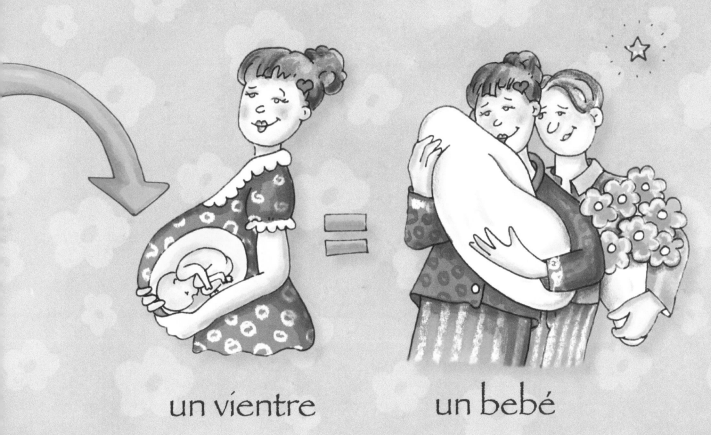

un vientre = un bebé

Receta de Donación de Esperma

A veces los espermas de papá no funcionan bien, así que otro señor le da sus espermas, a esto se le llama **"donación de esperma"**.

El médico fertiliza el óvulo de mamá con el esperma donado en un tubo de ensayo.

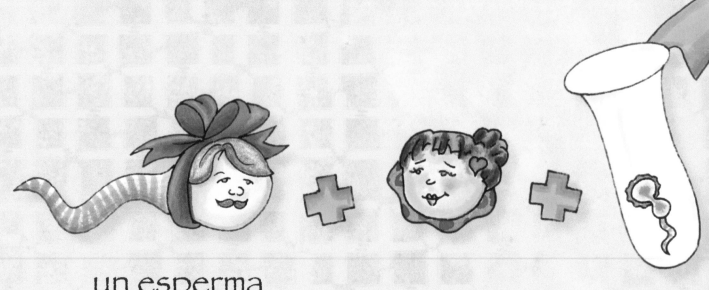

un esperma
donado   un óvulo

Cuando el embrión empieza a crecer, el médico lo pone
en el vientre de mamá, para que pueda seguir creciendo
por 9 meses hasta que nace el bebé.

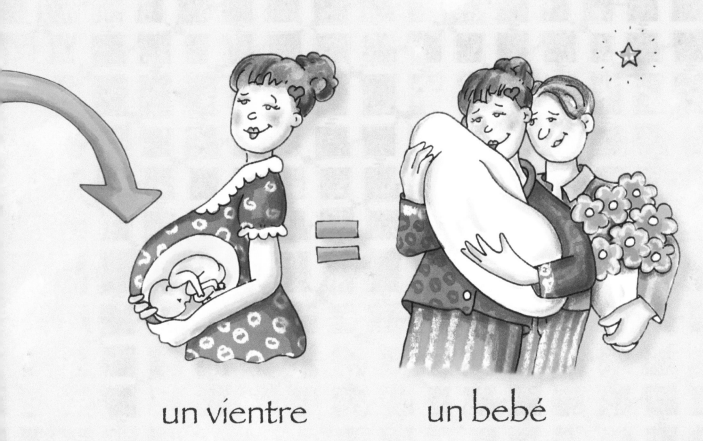

un vientre   un bebé

Receta de Donación de Óvulo

A veces los óvulos de mamá no funcionan bien, así que otra señora le da unos óvulos, a esto se le llama "donación de óvulo".

El médico fertiliza el óvulo donado con los espermas de papá en un tubo de ensayo.

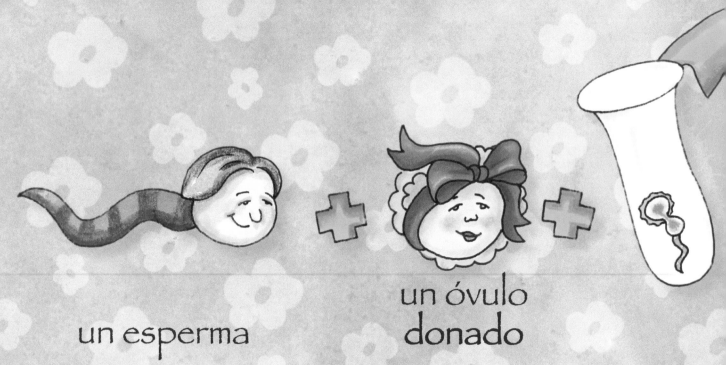

un esperma   un óvulo donado

Cuando el esperma y el óvulo se fertilizan y el embrión empieza a crecer, el médico lo pone en el vientre de mamá, para que pueda seguir creciendo por 9 meses hasta que nace el bebé.

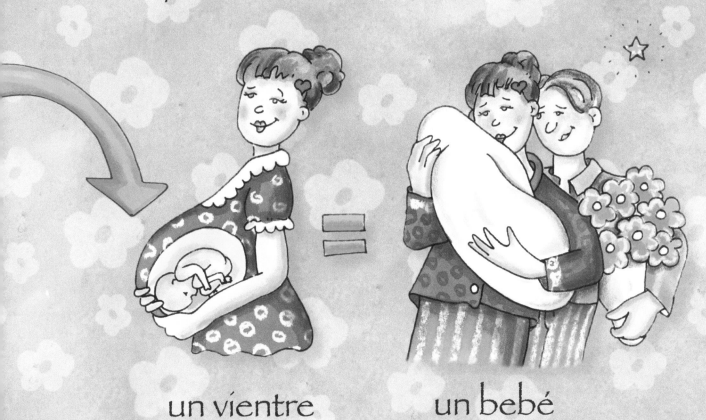

un vientre　　　un bebé

Receta de Donación de Embrión

En esta receta los óvulos de mamá no funcionan bien y tampoco los espermas de papá, así que otra mujer dona su óvulo y otro hombre dona su esperma.

El médico fertiliza el óvulo donado con el esperma donado en un tubo de ensayo.

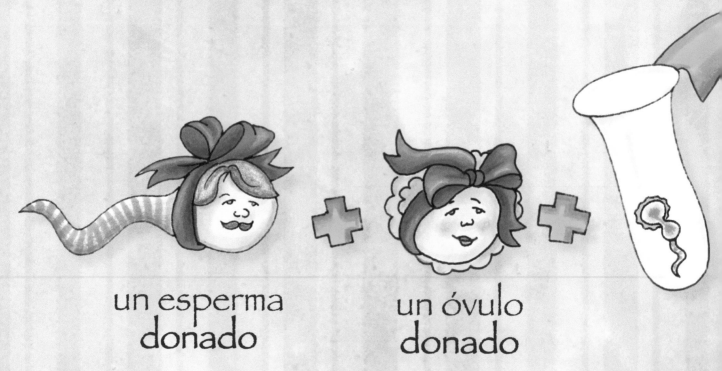

un esperma
donado

un óvulo
donado

Cuando el embrión empieza a crecer, el médico lo pone
en el vientre de mamá donde sigue creciendo por
9 meses hasta que nace el bebé.

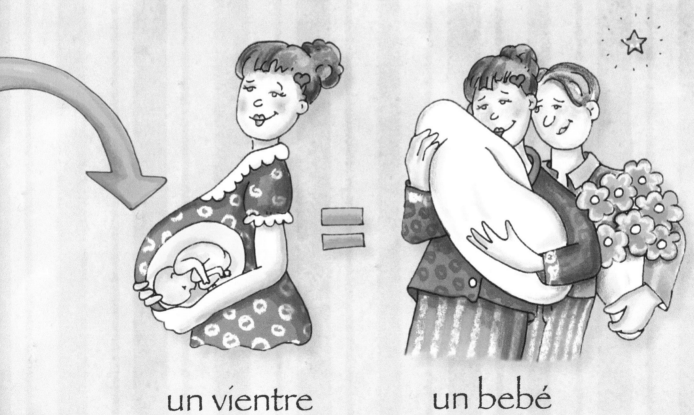

un vientre   un bebé

Receta de Madre Subrogada

A veces el vientre de mamá no funciona bien aunque sus óvulos estén bien y los espermas de papá también estén bien, así que necesitan que su bebé crezca por 9 meses en el vientre de otra mujer.

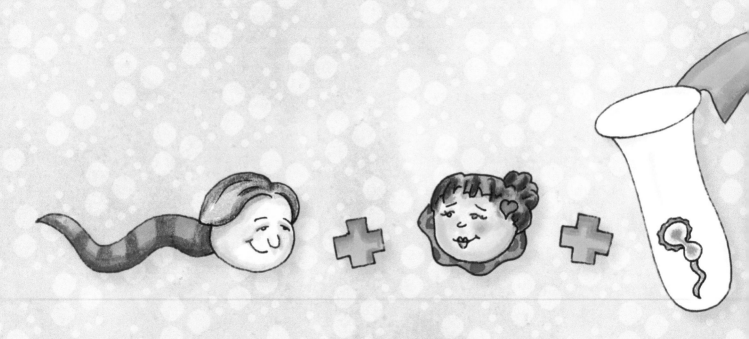

un esperma   un óvulo

En este caso, el médico fertiliza el óvulo donado con el esperma donado en un tubo de ensayo, cuando el embión empieza a crecer, lo pone en el vientre de otra mujer. Cuando nace, ella le da a papá y a mamá el bebé.

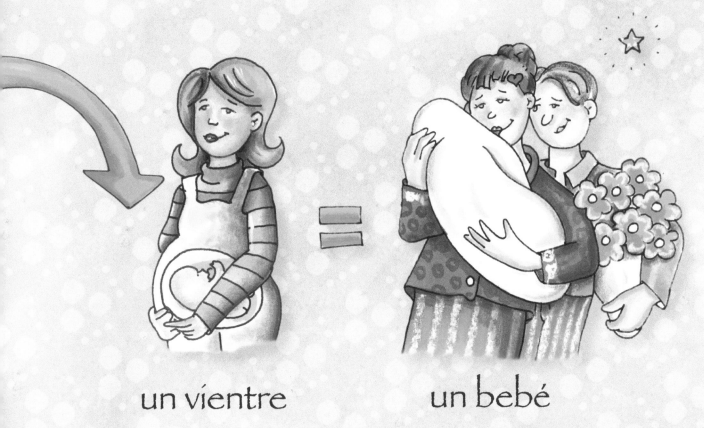

un vientre = un bebé

Receta de Adopción

Los ingredientes necesarios en esta receta pueden
variar, a veces son los espermas de papá que
no funcionan o a veces son los óvulos de mamá
o quizás es su vientre el que no funciona bien y
algunas veces ni los doctores saben cual
es el verdadero problema.

A veces papá y mamá quieren adoptar aunque hayan
tenido hijos antes con la receta clásica.

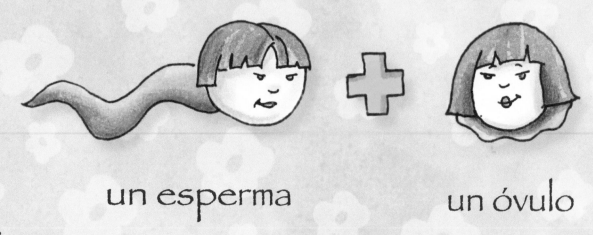

un esperma   un óvulo

En esta receta todos los ingredientes, el esperma, el óvulo y el vientre vienen de otro hombre y de otra mujer, que han tenido el bebé usando la receta clásica.
Le dan el bebé a papá y mamá en adopción cuando nace o a veces cuando es un poco mayor.

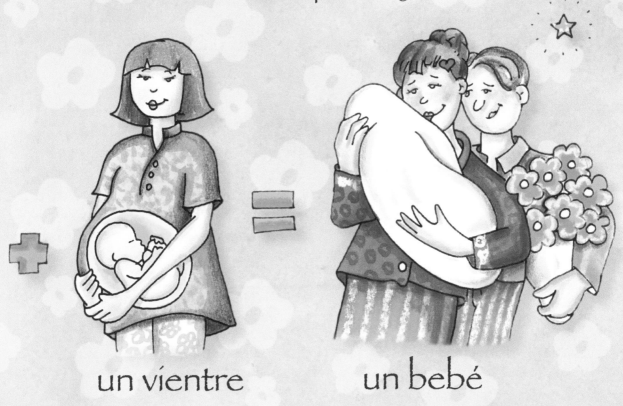

un vientre   un bebé

Las familias

Hoy en día, las familias están hechas de muchas formas.
Ninguna es mejor que otra, solo son diferentes.

A veces las familias tienen muchos hijos
y a veces tienen uno sólo.

A veces los padres se divorcian y se vuelven a casar y de
repente aparecen más hermanos y a veces se divorcian
y no aumentan más.

A veces los padres son jóvenes y a veces son mayores.

A veces las familias están hechas de un sólo papá o mamá.
Y a veces están formadas por parejas que no tienen hijos.

Todas las familias tienen hijos usando una de las recetas
mencionadas, así que tu amigo, tu vecino, tu maestro,
tus padres, todos los que están a tu alrededor han
nacido de alguna de ellas.

No importa de qué receta hayas nacido o cómo llegaste a los brazos de papá y mamá, ellos te aman igual, ya que te desearon muchísimo para que fueras parte de su familia.

Todos nosotros somos especiales y únicos, no importa de qué manera fuimos hechos o concebidos.

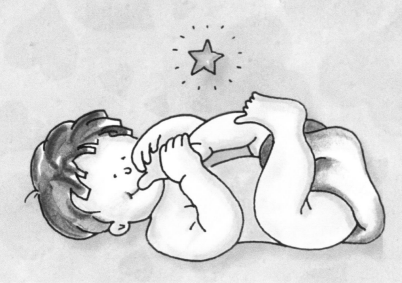

El nacimiento de un bebé en sí es un milagro...
Así que todos somos pequeños milagros de la vida.

Lightning Source UK Ltd.
Milton Keynes UK
UKHW052226200922
409177UK00002B/73

9 789709 410358